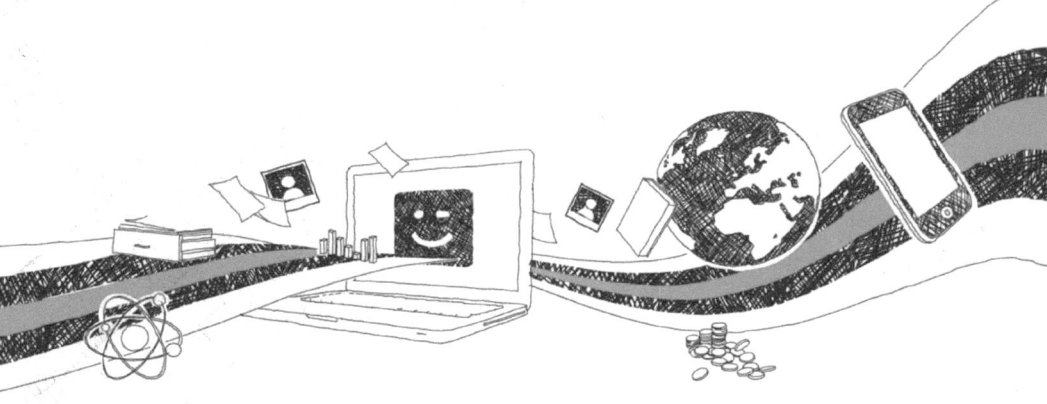

Bibliografische Information der Deutschen Nationalbibliothek:

Die Deutsche Bibliothek verzeichnet diese Publikation in der Deutschen National-bibliografie; detaillierte bibliografische Daten sind im Internet über http://dnb.d-nb.de/ abrufbar.

Dieses Werk sowie alle darin enthaltenen einzelnen Beiträge und Abbildungen sind urheberrechtlich geschützt. Jede Verwertung, die nicht ausdrücklich vom Urheberrechtsschutz zugelassen ist, bedarf der vorherigen Zustimmung des Verla-ges. Das gilt insbesondere für Vervielfältigungen, Bearbeitungen, Übersetzungen, Mikroverfilmungen, Auswertungen durch Datenbanken und für die Einspeicherung und Verarbeitung in elektronische Systeme. Alle Rechte, auch die des auszugsweisen Nachdrucks, der fotomechanischen Wiedergabe (einschließlich Mikrokopie) sowie der Auswertung durch Datenbanken oder ähnliche Einrichtungen, vorbehalten.

Impressum:

Copyright © 2018 GRIN Verlag
Druck und Bindung: Books on Demand GmbH, Norderstedt Germany
ISBN: 9783668903104

Dieses Buch bei GRIN:

https://www.grin.com/document/458053

Oliver Kral, Daniel Gerbautz, Alexander Walter

Elektronische Expertensysteme im Behandlungsprozess

GRIN Verlag

GRIN - Your knowledge has value

Der GRIN Verlag publiziert seit 1998 wissenschaftliche Arbeiten von Studenten, Hochschullehrern und anderen Akademikern als eBook und gedrucktes Buch. Die Verlagswebsite www.grin.com ist die ideale Plattform zur Veröffentlichung von Hausarbeiten, Abschlussarbeiten, wissenschaftlichen Aufsätzen, Dissertationen und Fachbüchern.

Besuchen Sie uns im Internet:

http://www.grin.com/

http://www.facebook.com/grincom

http://www.twitter.com/grin_com

Elektronische Expertensysteme

Werden sie in Zukunft wesentliche Teile der Behandlungsentscheidung übernehmen und den Arzt unwichtiger machen?

Seminararbeit

eingereicht an der
IMC Fachhochschule Krems

Fachhochschul-Masterstudiengang
„Management von Gesundheitsunternehmen"

von

Daniel GERBAUTZ,
Oliver KRAL, &
Alexander WALTER

Fachbereich Modul Gesundheitssystem

Eingereicht am: 14.01.2019

Inhaltsverzeichnis

1 Einleitung

Die Digitalisierung schreitet nicht nur in der Industrie, sondern auch im Gesundheitswesen immer weiter und schneller voran. Längst schon gibt es für den alltäglichen Gebrauch Unterstützungen aus dem digitalen Bereich (Beispiel Staubsaugroboter mit intelligenter Navigation und Schmutzerkennung, Sprachgesteuerte Assistenten wie Amazons Alexa etc.) Computer haben dabei den Vorteil gegenüber dem Menschen, dass sie wesentlich mehr Daten und Informationen in wesentlicher kürzerer Zeit verarbeiten können. In den nun folgenden Kapiteln möchten die Verfasser an das Thema elektronischer Expertensysteme heranführen, und der Fragestellung nachgehen, ob und wieweit diese Expertensysteme künftig wesentliche Entscheidungen in der Behandlung übernehmen und den Arzt hinkünftig unwichtiger machen.

1.1 Was sind elektronische Expertensysteme?

1.1.1 Entwicklung Expertensysteme

Die Anwendung von Expertensystemen ist ein Teilgebiet der Forschung im Bereich der Künstlichen Intelligenz. Geprägt wurde der Begriff „Künstliche Intelligenz" vom Amerikaner John McCarthy im Jahre 1955. Dieser hatte den Begriff in Programmvorstellung für Software, die Schach und Damen spielten als Überschrift verwendet. Seither wird der Begriff „künstliche Intelligenz" als Teilbereich der Informatik verstanden, der versucht menschliche Intelligenz auf Computersystemen nachzuahmen. (Harren, Dittrich & Reineke, 2018, S.3)

Definition nach Gabler:

„Erforschung „intelligenten" Problemlösungsverhaltens sowie Erstellung „intelligenter" Computersysteme. Künstliche Intelligenz (KI) beschäftigt sich mit Methoden, die es einem Computer ermöglichen, solche Aufgaben zu lösen, die, wenn sie vom Menschen gelöst werden, Intelligenz erfordern.

(Gabler Wirtschaftslexikon, Zugriff 08.12.2018, https://wirtschaftslexikon.gabler.de/)

Die Grundannahme künstlicher Intelligenz besteht darin, dass menschliche Intelligenz das Produkt von komplexen Berechnungen ist. Die Informatik versucht folglich auf Basis von verschiedenen Informationen Muster zu erkennen und Handlungen abzuleiten. Es gibt verschiedene Ansätze dieses Ziel zu erreichen. Wissensbasierte Intelligenzsysteme verwenden Informationen, welche in Datenbanken gespeichert sind. Andere Lösungsansätze verwenden stochastische Rechenoperationen. (Harren et al. 2018, S. 3)

1.1.2 Definition Expertensystem

Ein elektronisches Expertensystem (XPS) ist ein Computerprogramm, welches durch Verknüpfung von verschiedenen Informationen die Schlussfolgerungen von qualifizierten Expertinnen und Experten wiedergeben soll. Da die Basis von Expertensystemen Erfahrungswissen ist, werden diese auch wissensbasierte Systeme genannt. Im Rahmen dieser Arbeit wird der Begriff Expertensystem gleich mit dem Begriff wissensbasiertes System verwendet. (Styczynski, Rudion & Naumann, 2017, S. 12f.)

Definition nach Gabler:

„In der Künstlichen Intelligenz (KI) wird ein Programm oder ein Softwaresystem als Expertensystem bezeichnet, wenn es in der Lage ist, Lösungen für Probleme aus einem begrenzten Fachgebiet (Wissensdomäne) zu liefern, die von der Qualität her denen eines menschlichen Experten vergleichbar sind oder diese sogar übertreffen (Expertenwissen)." (Gabler Wirtschaftslexikon, Zugriff 08.12.2018, https://wirtschaftslexikon.gabler.de/)

Wissensbasierte Systeme zeichnen dadurch aus, dass sie besonders komplexe Aufgabenstellungen bearbeiten können. Weiters erreichen sie durch die Verwendung von Erfahrungen eine besonders hohe Zuverlässigkeit bei der Problemlösung. Wichtig für Expertensysteme ist das „Füttern" mit einer möglichst hohen Anzahl an Informationen (möglichst hohe Anzahl an Falldaten). Denn nur so können aus ähnlichen Ereignissen auch Muster erkannt werden. Durch diese Eigenschaften eignen sich Expertensysteme für folgende Aufgabenstellungen:

- Sachverhalte verstehen
- Entscheidungsoptionen analysieren und bewerten
- Entscheidungen treffen
- Informationen erwerben und strukturieren

(Styczynski, 2017, S.13)

Genau diese Kombination von Eigenschaften und Einsatzmöglichkeiten machen Expertensysteme so interessant für medizinische Anwendungen. Im Anwendungsbereich der Medizin werden XPS als Verknüpfung von medizinischem Wissen, welche medizinisches Fachpersonal (ÄrztInnen, TherapeutInnen und Pflegepersonal) bei Diagnose, Therapie und Patientenführung unterstützt, verstanden.

1.1.3 Anwendungs-Funktionen von XPS

Elektronische Expertensysteme können eine Vielzahl an Funktionen übernehmen, bzw. dabei unterstützen. Einige davon werden folglich kurz erläutert:

Tabelle 1 - Ausgewählte Anwendungsfunktionen von XPS

Informationsaufbereitung	Eines der grundlegenden Anwendungsgebiete für XPS ist die Aufbereitung von Informationen aus unstrukturierten Daten. Durch Textanalysen und die Verknüpfung von verschiedenen Daten durch Expertensysteme können komplexe Informationen zielgerichtet (nach dem „Need-to-Know", oder dem „Good-to-Know" Prinzip) beinahe in Echtzeit zur Verfügung gestellt werden. (Dilsizian & Siegel, 2014, S. 1)
Diagnose-unterstützung	Ein Anwendungsgebiet für XPS, welches bereits in der Praxis getestet wird, kann die Verwendung von Referenzmaterial zur Unterstützung bei der Diagnose, sein (beispielhaft können hier diverse Screening-Methoden genannt werden, wo die Trefferquote von XPS bereits

	höher ist, als die von menschlichen Expertinnen und Experten). (Bogdan 2018, S. 40; Ribli, Horváth & Unger, 2018)
Überprüfung von Routine- informationen	Weiters können und werden XPS bereits zur zusätzlichen Überprüfung bei der Eingabe von Routineinformationen verwendet. Beispielsweise werden bei fehlender oder nicht-korrekter Eingabe von Labordaten oder Patientendokumentation Alarmbenachrichtigungen ausgelöst. (Bogdan, 2018, S. 47f.)
Erinnerungsfunktion	Hierbei ist nicht wie bei einem Wecker, die Erinnerung an Routinetätigkeiten gemeint, sondern vielmehr die Erinnerung an Alternativtherapien oder Diagnosen. Vor allem bei bereits bekannten Unverträglichkeiten (Medikation) können XPS an Alternativen erinnern (nach dem Motto: „Dieser Titel könnte Ihnen auch gefallen"). (Bogdan, 2018, S. 46f.)
Simulationsfunktion	XPS können bei schwierigen oder sehr komplexen Entscheidungen durch Simulationen mögliche Szenarien aufzeigen.
Übersetzungs-funktion	Als Übersetzungsfunktion wird die Bereitstellung von Informationen für andere Schnittstellen verstanden. So können beispielsweise große Datenbanken und Systeme miteinander verknüpft werden.
Navigationsfunktion	XPS können FachexpertInnen bei kritischen Entscheidungen (bspw. bei seltenen Komplikationen) unterstützen. (Bogdan 2018, S. 40ff.)

1.1.4 Herausforderungen in der Praxis

Obgleich die Anwendungsgebiete von XPS in der Medizin enormes Potenzial aufweisen, ergeben sich in der Praxis einige Herausforderungen.

1.1.4.1 Software als Medizinprodukt

Eine weitere Herausforderung in der Praxis ist des Bundesgesetzes für Medizinprodukte (Medizinproduktegesetz – MPG). Das MPG, welches auch für Software als Medizinprodukte gilt (u.a. auch Expertensysteme), erhöht die Anforderungen an Medizinprodukte:

- Erhöhte Anforderungen an Qualitätsmanagement
- Die verpflichtende Zertifizierung durch eine benannte Stelle
- Die Bewertung der technischen Dokumentation
- Klinische Daten
- Marktbeobachtung

(MPG BGBl. Nr. 657/1996)

Diese erhöhten Anforderungen sind zwar grundsätzlich positiv zu beurteilen, da so die Patientensicherheit erhöht wird, andererseits erschwert es auch eine Implementierung eines Expertensystems.

1.1.4.2 ÄrztInnen als Entscheidungsträger

Zusätzlich ist im Bundesgesetz über die Ausübung des ärztlichen Berufes und die Standesvertretung der Ärzte (Ärztegesetz 1998 – ÄrzteG 1998) geregelt, dass, „...die Untersuchung auf das Vorliegen oder Nichtvorliegen von körperlichen und psychischen Krankheiten oder Störungen ...", nur Ärzten vorbehalten ist. Weiters ist auch die Diagnose, und somit die Verwendung medizinisch-diagnostischer Hilfsmittel dem Beruf des Arztes zuzuschreiben. (ÄrzteG.1998 BGBl. I Nr. 169/1998)

Aus diesem Grund ist die Anwendung von elektronischen Expertensystemen derzeit nur in der Entscheidungsunterstützung möglich.

1.1.4.3 Einbeziehung verschiedener Interessensgruppen

Aufgrund der Vielzahl an verschiedenen Organisationen im Gesundheitswesen (Bund, Land, Sozialversicherungsträger, Kliniken, Krankenversicherungen, Privatversicherungen, Pharmaunternehmen, Apotheken, u.v.m.) ist es äußerst schwierig die Interessen der einzelnen Parteien mit zu berücksichtigen. Auch wenn des Patientenwohl für alle im Vordergrund steht.

1.1.4.4 Gemeinsame Rahmenbedingungen

Neben Standardisierung und Strukturierung der Daten ist die Schaffung von gemeinsamen Rahmenbedingungen eine klare Herausforderung. Es gilt vor allem eine Standardisierung von Schnittstellen und Übertragungen zu schaffen. (Elsner, Fischer, Schliemann, & Tittelbach, 2018, S. 108)

1.1.4.5 Datensicherheit & IT-Security

Gesundheitsinformationen (d.h. vor allem Krankeninformationen) gehören zu der besonderen Kategorie personenbezogener Daten (DSGVO Art.9 Abs.1). Dies bedeutet, dass sie einer besonderen Schutzwürdigkeit unterliegen. Sie dürfen nur bei Bedarf verwendet werden und die Weitergabe der Daten an Dritte ist nur in Ausnahmefälle oder mit Zustimmung der Person erlaubt. Das Thema der Security stellt eine große Herausforderung dar. Im Zuge der 2018 in Deutschland stattgefundenen Hackerkonferenz *35C3*, wurde vorgestellt, wie schwierig es ist, die Gratwanderung zwischen hoher Usability und hoher Sicherheit zu schaffen. Aufgrund der möglichen Brisanz dieser Daten, stellen sie ein großes Interesse für kriminell motivierte Gruppierungen dar. Vor allem im Darknet werden persönliche Daten auf verschiedenen Marktplätzen zum Verkauf angeboten, um damit zum Beispiel gefälschte Bankkonten anzulegen. Ein aktueller Fall aus Deutschland, bei welchem Regierungsangehörige, Prominente sowie Journalisten betroffen sind, zeigt, welches Ausmaß ein solches Veröffentlichen von persönlichen Daten haben kann.   (https://www.bild.de/bild-plus/politik/inland/politik-inland/hacker-kaufte-passwort-daten-illegal-im-darknet-59452410,view=conversionToLogin.bild.html)
Dieses Sammeln von privaten Daten durch unbefugte wird in der einschlägigen Szene auch *Doxing* genannt. Diese Überlegungen führen zum nächsten Punkt, der ethischen Herausforderungen.

1.1.4.6 Ethische Herausforderungen

Aus Sicht der Verfasser ist der Punkt der ethischen Herausforderungen ein sehr wichtiger, welcher jedoch aufgrund des begrenzten Seitenausmaßes nur grob an-geschnitten werden kann. Expertensysteme benötigen Daten, um Fachexperten in der Arbeit und Entscheidungsfindung unterstützen zu können. Wie diese Daten erhoben, gespeichert und verarbeitet werden, stellt einen Punkt der ethischen Dis-kussion dar. Einen anderen Punkt stellt die Überlegung dar, wie Systeme Ent-scheidungen treffen oder Empfehlungen abgeben sollen (Schneider & Weiller, 2018, S. 859). Zusätzlich ist zu hinterfragen welche Informationen überhaupt rele-vant sind. Die Vermischung von Lifestyle, Prävention, und Gesundheitsförderung lassen Deep Learning immer tiefer in die persönliche Privatsphäre eingreifen. Die-se Flut an Informationen kann zwar auch wichtige Risikofaktoren für mögliche Er-krankungen ableiten, jedoch ist die der Eingriff in die persönliche Freiheit des ein-zelnen Menschen kritisch zu hinterfragen. (Friele, Schmitz-Luhn & Woopen, 2018, S.88-90)

Ein ethischer Diskurs und ein dadurch gewonnener moralischer Leitfaden sollte hier am Beginn jedes Einsatzes von XPS stehen. Regularien müssen hier auch auf gesetzlicher Ebene das Einsatzgebiet für XPS klar abgrenzen. Diese Heraus-forderung zeigt sich aktuell auch in der Diskussion im Bereich des autonomen Fahrens.

1.1.4.7 Wissensakquisition und -strukturierung

Eine dieser Herausforderungen besteht in der Akquisition von Wissen (also der Verknüpfung von Informationen mit Erfahrungen). Um eine möglichst repräsentab-le Menge an Expertenwissen anzuhäufen benötigt es Zeit. Vergangenes Wissen in digitale Form zu bringen ist derzeit nur schwer möglich bzw. sehr aufwendig. Selbst wenn die Informationen in digitaler Form vorhanden sind, sind diese oft un-strukturiert und wenig standardisiert. Weiters gibt es in der Medizin auch verschie-dene Lehrmeinungen. Auch dieser Aspekt muss beachtet werden. (Schneider & Weiller, 2018, S. 860; Janssen, 1997, S.38)

1.2 Elga als Voraussetzung für Expertensysteme?

1.2.1 Was ist Elga?

Elga ist ein elektronisches Informationssystem mit dem Patienten erstmals ihre eigenen Gesundheitsdaten einsehen und verwalten können. Der behandelnde Arzt kann zudem zeitnah und unkompliziert unten angeführte Daten seiner Patienten auslesen, und in die Behandlung miteinbeziehen. Durch diesen verbesserten Informationsfluss werden eine bessere Betreuung und Behandlung gewährleistet.

Mittels Unterstützung von Elga können folgende einrichtungsübergreifende, sowie patientenbezogene Daten gespeichert werden:

- Ärztliche und pflegerische Entlassungsbriefe aus stationären Aufenthalten
- Laborbefunde aus ambulanten Aufenthalten
- Laborbefunde niedergelassener Fachärzte im Fach „medizinischchemische Labordiagnostik" sowie „Hygiene und Mikrobiologie"
- Befunde der bildgebenden Diagnostik niedergelassener Fachärzte im Fach „Radiologie"
- Medikationsdaten der niedergelassenen Allgemeinmediziner
- Eintragung von rezeptpflichtiger, sowie wechselwirkungsrelevanter nicht verschreibungspflichtiger Medikamente durch Apotheken

Weitere geplanten Speicherungsdaten:

- Patientenverfügungen
- Vorsorgevollmachten
- Gesetzliche medizinische Register,
- (Elga, Meine elektronische Gesundheitsakte, Zugriff 12.12.2018, https://www.elga.gv.at/faq/wissenswertes-zu-elga/index.html)

1.2.2 Wie wird Elga finanziert?

Bund, Länder und Sozialversicherungen finanzieren die Errichtung der zentralen Infrastruktur von ELGA. Für den Zeitraum 2010 bis 2016 wurden von Bund, Länder und Sozialversicherungsträger insgesamt 60 Millionen Euro, für den Zeitraum

2017 bis 2020 weitere 41 Millionen Euro zur Finanzierung von ELGA zur Verfügung gestellt. (Elga, Meine elektronische Gesundheitsakte, Zugriff 12.12.2018, https://www.elga.gv.at/faq/wissenswertes-zu-elga/index.html)

1.2.3 Elga und XPS

Wie bereits erwähnt ist eine der größten Herausforderungen für die Etablierung von XPS die Notwendigkeit einer möglichst umfassenden und vernetzten Informationsbasis. Die Elga-Datenbank bietet diese Möglichkeit und kann somit als eine der größten Chancen für den Einsatz eines organisationsübergreifenden XPS in Österreich gesehen werden.

1.3 Der Behandlungsprozess

Der Behandlungsprozess stellt den gesamten Ablauf von Anamnese, Diagnostik und Therapie dar. Der Prozess folgt dabei einer logischen, zumeist linearen Schrittabfolge. So bedingt eine Therapie eine vorhergegangene Diagnosestellung, welche wiederum eine strukturierte Erhebung ausgewählter Variablen (Anamnese) erfordert. Die einzelnen Schritte im Behandlungsprozess bzw. klinischen Behandlungspfad werden dabei von einem multiprofessionellen und interdisziplinären Team bearbeitet. Die vorliegende Arbeit legt den Fokus auf den Bereich der ärztlichen Tätigkeiten im Ablauf, um die Komplexität zu reduzieren, und somit das Thema bearbeitbar zu machen.

In den folgenden Unterpunkten werden nun die drei Hauptteile des Prozesses beschrieben, um im Kapitel zwei entsprechende Technologien zur Unterstützung zuweisen zu können.

1.3.1 Anamnese

Der Begriff Anamnese stammt aus dem Griechischen und bedeutet so viel wie *Erinnerung.* Sie stellt die Befragung der Patientinnen und Patienten hinsichtlich potenziell medizinisch relevanter Informationen dar. Dabei verfolgt sie sowohl das Ziel, Informationen über Erkrankung, Psyche sowie das soziale Umfeld zu gewin-

nen als auch ein Vertrauensverhältnis aufzubauen. Grundsätzlich können Eigen-
bzw. Fremdanamnese unterschieden werden. (Lohse, & Neurath 2015)

1.3.2 Diagnostik

Der Begriff Diagnose stammt aus dem altgriechischen und bedeutet übersetzt so
viel wie durch (diá) Erkenntnis bzw. Urteil (gnósis). Sie beschreibt die Feststellung
einer Krankheit. Eine Diagnose entsteht in der zusammenfassenden Gesamt-
schau und Beurteilung aller erhobenen Befunde. Die Befunde werden durch
Anamnese, körperlicher Untersuchung oder mittels chemischer und apparativer
Untersuchungen erhoben. (Haverkamp et al, 2008, S.4) Die Diagnostik beschreibt
den Weg zur Diagnosefindung, welche durch eine gezielte Abfolge von verschiedenen Untersuchungen erfolgt. (Kremling, 2004, S. 233)

1.3.3 Therapie

Die Therapie bezeichnet alle Maßnahmen, welche darauf abzielen, Erkrankung,
Verletzung oder Behinderung positiv zu beeinflussen. Die Voraussetzung für eine
zielgerichtete Therapie ist eine zuvor durchgeführte Diagnostik. Die Therapie kann
unter anderem operativ, medikamentös, kommunikationsgestützt, konservativ etc.
durchgeführt werden.

Im nun folgenden Kapitel zwei der Arbeit, soll dargestellt werden, wie die elektronischen Expertensysteme in den einzelnen Schritten des Behandlungsprozesses
Einsatz finden können.

2 Elektronische Expertensysteme im Behandlungsprozess

In diesem Kapitel wird erarbeitet, wie elektronische Expertensysteme in den einzelnen Fragmenten des Behandlungsprozesses Einsatz eingesetzt werden können. Hierfür wird der logische Ablauf des Behandlungsprozess, von der Anamnese über die Diagnostik, bis hin zur Therapie, herangezogen. Es wird auch aufgezeigt, welche Technologien bereits jetzt schon im jeweiligen Schritt als Unterstützung herangezogen werden können.

2.1 Digitale Technologien als Unterstützung bei der Anamnese

Der Logik des Behandlungsprozess folgend, finden sich zu Beginn der Erarbeitung jene Technologien, welche als Unterstützung bei der klinischen und präklinischen Anamnese eingesetzt werden können. So wurde von der *Notruf Niederösterreich GmbH* gemeinsam mit dem Roten Kreuz bereits das *Paperless-Event* eingeführt. Hier kann auf einem Tablet von der jeweiligen Sanitätsperson der Einsatz administriert werden. Unter anderem wird auch das Einsatzprotokoll bereits elektronisch befüllt und archiviert. Auch im Bereich der Pflege und der Medizin werden Daten, derzeit zumeist noch auf Papierform, in strukturierter Form erhoben. Digitale Technologien können hierbei unterstützen, bereits erhobene Daten anzuzeigen, und so Doppelfragen zu vermeiden. Außerdem bieten sie die Möglichkeit, einzelne Parameter übersichtlich in einem zeitlichen Verlauf darzustellen, und auf Wunsch die Parameter zusammenzustellen. So kann z.B. der Blutdruck eines Patienten vom Einsatzort bis zur Aufnahme auf der Bettenstation im Verlauf dargestellt werden.

2.2 Digitale Technologien als Unterstützung in der Diagnostik

Probleme in der Diagnostik sind alltäglich. Größte Herausforderung ist die Entscheidung aus einer Vielzahl an möglichen Alternativen. Die Wahl der richtigen Diagnose unterliegt dabei oft impliziertem Erfahrungswissen, welches nur aus den vorhandenen Informationen abgeleitet werden kann. Folglich ist die Basis für die richtige Diagnose das Vorhandensein aller notwendigen Informationen (oder zumindest ausreichender Informationen) in strukturierter und zur Verwendung aufbereiteter Form. (Puppe, 1996, S.6)

In der Diagnostik wird aus vorhandenen Merkmalen eine Verdachtsdiagnose (Hypothese) abgeleitet und bewertet. Ist die aufgestellte Hypothese sicher, wird diese als Diagnose angenommen, gibt es jedoch eine Unsicherheit, werden zusätzliche

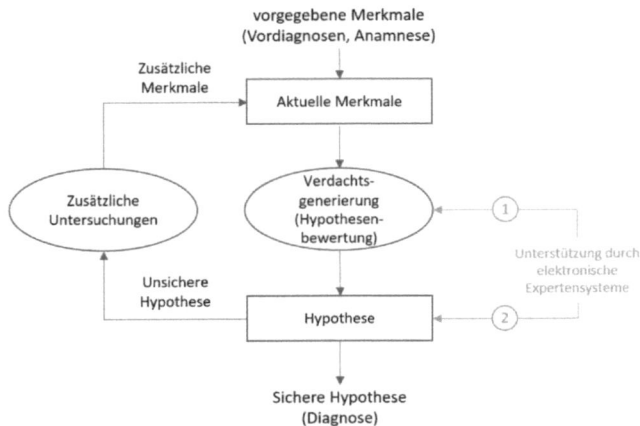

Abbildung 1 - Diagnoseprozess und Unterstützung durch XPS (Eigendarstellung angelehnt an Puppe 1996)

Merkmale (Untersuchungen) angefordert. Elektronische Expertensysteme können innerhalb des Diagnoseprozesses vor allem bei der Hypothesengenerierung, Bewertung sowie der Auswahl unterstützen.

Aufgrund der großen Falldaten, auf die ein XPS zurückgreifen kann, können die vorhandenen Merkmale mit einer Vielzahl von medizinischen Fällen verglichen werden. Dabei können automatisch eine oder mehrere Verdachtsdiagnosen erstellt und nach statistischer Wahrscheinlichkeit bewertet werden (1). Die Auswahl der Diagnose muss und soll jedoch weiterhin medizinischem Fachpersonal vorbehalten sein, das XPS kann jedoch auch Vorschläge über mögliche Zusatzuntersuchungen liefern (2). Die Medizinerin oder der Mediziner kann dann danach auf

Basis dieser Vorschläge über die Sicherheit bzw. Unsicherheit der Diagnose ent-
scheiden und folglich den Diagnoseprozess abschließen.

2.3 Digitale Technologien als Unterstützung bei der Therapie

Elektronische Expertensysteme können auch maßgeblich die Therapie im in-
tramuralen und extramuralen Bereich unterstützen. Vor allem bei chronischen Er-
krankungen ist der Einsatz von XPS in vielfältiger Form möglich.

Ein Anwendungsgebiet von XPS in der Therapie sind die Möglichkeiten der auto-
matischen Therapieplanung und der Anpassung der einzelnen Leistungen (Bsp.
Trainingsplan, Ernährungsplan, Medikation). Einerseits können XPS dabei die Rol-
le der terminlichen Abstimmung und der passenden Personalplanung übernehmen, andererseits können die Therapien (auch Medikation) bei Veränderung der
Körperfunktionen oder Vitalparameter selbstständig Anpassungen vorschlagen.
Diese Anpassungen können dann vom zuständigen Fachpersonal entweder ak-
zeptiert oder abgelehnt werden. Dies hat eine Entlastung des Personals sowie
eine Erhöhung der PatientInnensicherheit zur Folge, da Nebenwirkungen und
Komplikationen anhand von vorangegangenen Fällen frühzeitig aufgezeigt werden
können. Eine weitere Technik, die bereits Anwendung findet, ist die Überwachung
und Dokumentation von Therapie oder Vitalparameter mittels Monitoringsysteme,
die in den Alltag integriert werden. Beispielhaft sind hier Wearables und Ambient
Assisted Living Technologien zu erwähnen. (Olivares, Olivares, & Mula, 2011;
Porciuncula, Roto & Kumar, 2018) Die häusliche Unterstützung durch XPS findet
außerdem bereits Anwendung in der Heimtherapie. Verschiedene Systeme werden hier bereits in der Praxis getestet. (Antón, Kurillo & Goñi, 2017).

3 Prozessdarstellung

Im folgenden Kapitel werden sämtliche Vorschläge und Systeme aus Kapitel zwei in den Behandlungsprozess eingepflegt. Es erfolgt eine Gegenüberstellung von zwei ausgewählten Abläufen. Im ersten Ablauf wird dargestellt, wie ein System-übergreifender Behandlungsprozess bisher abläuft. In der zweiten Darstellung wird der Prozess unter Berücksichtigung genannter Systeme abgebildet.

Um die Komplexität des Ablaufes zu reduzieren, wird der Ablauf in drei überge-ordnete Sektoren unterteilt. Zuerst der präklinische Versorgungsbereich, danach der intramurale Bereich, und zu Letzt der extramurale Bereich. Innerhalb der drei Bereiche wird vor allem der intramurale Bereich genauer durchleuchtet, da die

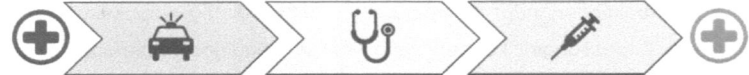

Abbildung 2 - Beispielhafte Darstellung internistischer Notfall (Eigendarstellung)

Expertensysteme genau in diesem Bereich am besten unterstützen können.

Als Beispiel dient ein klassischer internistischer Notfall, bei welchem eine präklini-sche Versorgung durch einen Rettungsdienst erfolgt. In weiterer Folge erfolgt ein Transport in ein Akutklinikum, welches nach entsprechender Diagnostik und The-rapie den betroffenen Menschen wieder in die häusliche Versorgung entlässt.

3.1 IST Prozess

3.1.1 Informationsfluss im IST-Prozess

Während dieses Prozesses erfolgen verschiedene Tätigkeiten von unterschiedlichen Personen, ebenfalls verläuft über den gesamten Prozess eine Weitergabe von Informationen. Der Informationsfluss durchläuft hierbei verschiedene Organisation und unterliegt mehrmaligen Medienbrüchen.

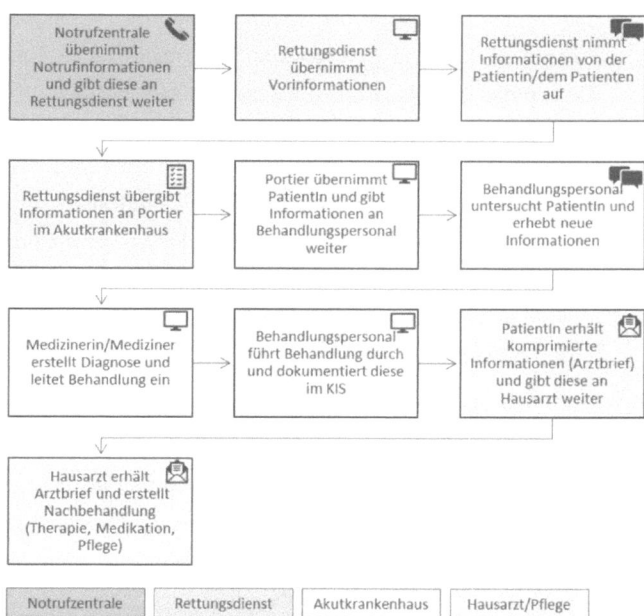

Abbildung 3 - Informationsfluss bei internistischem Notfall (Eigendarstellung)

1. Die Notrufzentrale übernimmt den Notruf und erhält von der Patientin oder dem Patienten telefonisch die wichtigsten Informationen. Diese dokumentiert die Informationen im elektronischen System und gibt sie an den jeweiligen Rettungsdienst weiter.

2. Der Rettungsdienst übernimmt die Informationen und erhebt neue Informationen direkt bei der Patientin/dem Patienten. Anhand dieser Informationen wird eine Verdachtsdiagnose erstellt. Die Erhebung der Informationen erfolgt dabei in schriftlicher Form (Papier).

3. Der Portier übernimmt die Informationen des Rettungsdienstes, führt die Anamnese aus und gibt diese an das medizinische Fachpersonal weiter. Dies erfolgt über das Krankenhausinformationssystem (KIS)

4. Das Fachpersonal stellt auf Basis der Informationen eine Diagnose (dabei werden auch Informationen von Voraufenthalten der zu behandelnden Person verwendet). Folglich wird die Patientin/der Patient behandelt.

5. Bei Entlassung erhält die Patientin/der Patient einen Arztbrief mit den Informationen über seinen Krankenhausaufenthalt. Dieser übergibt den Arztbrief in schriftlicher Form (Papier) an die Hausärztin/den Hausarzt zur weiteren Behandlungsplanung.

Die größten Problemfelder bei diesem Informationsfluss sind einerseits die Medienbrüche über den Prozess hinweg, sowie die mehrfache Erhebung von Informationen. Dadurch geht einerseits Wissen verloren und andererseits nehmen Doppelgleisigkeiten zusätzliche Zeit von Fachpersonal in Anspruch. Ein weiteres Fehlerpotenzial ergibt sich durch die Abhängigkeit der Informationsbereitstellung durch die Patientin/den Patienten selbst.

3.2 **SOLL Prozess**

Wenn Schnittstellen in der Informationsverarbeitung reduziert werden können, könnte derselbe Fall wie oben geschildert deutlich effizienter ablaufen.

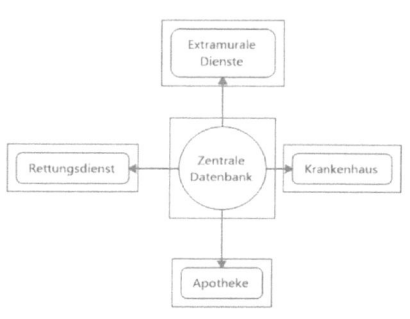

Durch eine zentrale Datenverwaltung in Form einer Datenbank, haben sämtliche Anlaufstellen des Gesundheitssystems temporären Zugriff auf die Daten der Patientinnen und Patienten. So kann in dem geschilderten Fallbeispiel die anfahrende Rettungsmannschaft schon auf etwaige Risiken hingewiesen werden. Vor Ort können die Rettungs-

Abbildung 4 Zentrale Datenverwaltung, Quelle: eigene Darstellung

kräfte sämtliche Daten der Anamnese elektronisch erfassen. Da die Mannschaft freie Ambulanz- und Bettenressourcen abfragen kann, kann zeitsparend eine geeignete Versorgungseinrichtung gefunden werden. Per Button kann die Mannschaft den Transport in diese Versorgungseinrichtung sowohl bei der Leitstelle, als auch bei der betroffenen Institution melden. Der Patient erscheint in der ToDo-Liste der Krankenhausinformationssoftware, und kann sowohl durch das Personal der Patientenaufnahme als auch durch die Fachexperten im Schockraum aufgerufen werden. Somit erhalten das ärztliche und pflegerische Personal schon vorab wichtige Informationen über den zu erwartenden Zustand, basierend auf den elektronisch erfassten Anamnesedaten des Rettungsdienstes. Weiters können auch sollen auch Nachbehandlung, weiterführende Untersuchungen und Therapien mit diesem System vernetzt werden.

Dieses zentrale System wird somit von allen Gesundheitsdienstleistern sowie den Patientinnen und Patienten mit Daten gefüttert. Andererseits können die Anbieter je nach Setting auf gewisse Informationen und Daten zugreifen, welche für die erfolgreiche Behandlung und Versorgung notwendig sind

Im folgenden Kapitel erfolgt ein Blick über den Tellerrand, und die Darstellung ausgewählter Projekte im Bereich der Telemedizin im europäischen Raum.

4 Telemedizin – Ein Querschnitt durch Europa

Menschen werden älter, und der Teil an chronisch erkrankten Patienten steigt stetig. Auch deutlich spürbar ist der rasante technische Fortschritt in der Medizin. Der Einsatz moderner Technik ist in der heutigen Medizin kaum mehr wegzudenken. Mit dem verstärkten Einsatz von Telemedizin wird versucht, unter Zuhilfenahme dieser Entwicklungen eine bestmögliche Versorgung – auch für geographisch exponierte Patienten – zur Verfügung zu stellen. Telemedizinische Anwendungen konzentrieren sich derzeit auf die Bereiche Teleradiologie, Telepathologie, Teledermatologie, und der Telepsychologie. Technische Neuerungen setzen sich in Gebieten am schnellsten durch, wo Vorteile am effektivsten genutzt werden können. Der Hauptvorteil an telemedizinischen Anwendungen liegt in der Überwindung räumlicher Distanzen. Daher haben ländlichen Strukturen mit niedriger Bevölkerungsdichte einen höheren Anreiz Telemedizin voranzutreiben. Weitere Anwendungsbereiche von Telemedizin sind nicht ständig erreichbare Orte wie Inseln, Schiffe oder Bohrinseln. Schließlich ist Telemedizin eine Möglichkeit in Ländern mit niedriger Krankenhausdichte wie Australien, den USA sowie den skandinavischen Ländern, dieser fehlenden Infrastruktur entgegenzuwirken. (Kremling, 2016, S. 48ff)

4.1 E-Health in der EU

Innerhalb der europäischen Union sollen mithilfe von Schaffung einheitlicher Standards in der Kommunikation die Interoperabilität gefördert werden. Basis dafür ist die Schaffung benutzerfreundlicher und umfassend akzeptierter elektronischer Dienste. Um die Telemedizin ausbauen zu können, muss die gesetzliche überregionale Sicherstellung von Patientenrechten sowie die Sicherheit der gespeicherten Daten sichergestellt sein. Telemedizin kann wie beim Projekt *Renewing Health* (REgioNs of Europe WorkINg toGether for HEALTH) eingesetzt werden. Bei diesem Projekt trugen rund 7000 Patienten von 9 europäische Regionen regelmäßig von zu Hause Ihre Vitalwerte in ein Online-System ein. Ärztliches Personal konnte aufgrund dieser Vitalwerte die weitere Behandlung und Medikation planen. Da die

Thematik Telemedizin erst am Anfang steht, ist das tatsächliche Potential der Thematik noch nicht abschätzbar. (Kremling, 2016, S. 52f)

4.1.1 Schweden

In Schweden wurde bereits im März 2006 die erste nationale IT-Gesundheitsstrategie verabschiedet. Im Jahr 2010 wurde eine Revision durchgeführt, um den Fokus von der Technik, hin zu Patientennutzen, Usability und partizipative Medizin zu legen. In der im März 2016 verabschiedeten Vision *eHealth2025* wurde das Ziel formuliert bis 2025 eine weltweite Führung in der Verwendung von IT zur Herstellung der Gleichheit der Bürger im Gesundheitssystem und den Sozialservices zu erlangen. Rezepte wurden in Schweden bereits 2016 zu 95% online ausgestellt und werden entweder direkt an die Apotheke gesendet, oder sind über ein Onlineportal abrufbar. Dadurch ist es ein leichtes, Doppelverordnungen, sowie zu frühe Nachbestellungen von Medikamenten zu identifizieren. Weiters verfügen circa 80% der Krankenhäuser Videokonferenzeinrichtungen. Die nördlichen Regionen Schwedens weisen eine niedrige Bevölkerungsdichte auf. Dadurch gibt es Regionen, die keinen, oder nur sehr eingeschränkten Zugang zu medizinischer Versorgung haben. Um den Zugang zum Primärversorgungssystem zu erleichtern, wurden in diesen Regionen sogenannte *Virtual Care Rooms* installiert. Ein Virtual Care Room ist ein Raum in beispielsweise einer Schule oder Bibliothek mit medizinischer Grundausstattung. Der Patient hat die Möglichkeit Vitalwerte zu messen und mittels Videotelefonie medizinisches Personal zu erreichen. (Kremling, 2016, S. 54f)

4.1.2 Großbritannien

In der Region Renfrewshire wurde ein Telemedizinprojekt für Demenzkranke ausgerollt. Unter enger Zusammenarbeit mit dem nationalen Gesundheitssystem NHS wurde ein „Gemeinschafts-Alam Service", sowie ein Telecare-Service miteinander verschmolzen. Zur Basisausrüstung gehört ein Notfallknopf für jeden Patienten. Welche weiteren Systeme installiert werden wird in einem Erstgespräch mit der Patientin und Betreuungsperson festgelegt. Dazu gehören Rauchdetektoren, Temperatursensoren, Überschwemmungssensoren, Gas- und Sturzdetektoren,

Druckmatten für den Bereich rund um das Bett, sowie passive Infrarotsensoren. Weiters können Medikamentenausgabestellen montiert werden, die mit akustischen und visuellen Signalen an die Einnahme erinnert. Eine weitere Möglichkeit wäre ein GPS Buddy. Verlässt ein Patient den abgegrenzten Bereich, wird ein Alarm ausgelöst. All diese Daten werden in der Zentrale überwacht. Kommt es zu einem Alarm, wird der Patient angerufen. Wird dieser Anruf nicht erwidert, so wird Personal zur Abklärung der Situation entsendet. In den Jahren 2007 - 2012 wurden 325 Personen mit Demenzerkrankung mit einem Televersorgungsequipment ausgestattet. Eine Evaluierung aus dem Jahr 2012 bestätigt dem System vor allem eine Reduktion der vermeidbaren stationären Aufnahmen sowie Wiederaufnahmen, eine schnellere Entlassung aus dem Krankenhaus nach Abschluss der medizinischen Maßnahme, eine reduzierte Inanspruchnahme von Pflegeheimen, sowie einen reduzierten Druck auf Pflegepersonen. Zwischen April 2007 bis März 2012 wurden durch dieses System circa 1,6 Mio. Euro eingespart. Abzüglich der Kosten für die Implementierung dieses Systems (1,1 Mio. Euro) bleiben pro Person circa 1.300,00 € an Einsparungspotential. (Kremling, 2016, S. 58ff)

4.1.3 Deutschland

Auch in Deutschland ist das Interesse groß, innovative telemedizinische Systeme zu entwickeln. Jedoch gilt in Deutschland ein Verbot der ausschließlichen Fernbehandlung. Möglich jedoch ist die Telekonsultation zwischen Arzt und Telemonitoring. Eines der größten telemedizinischen Vorhaben in Deutschland nennt sich *CCS Telehealth Ostsachsen*. Mittels Förderungen seitens der EU wurde eine Plattform geschaffen, die zahlreiche Möglichkeiten telemedizinische Anwendungen, wie Telemonitoring und Telekonsile bereitstellt. Dieses System verbindet Krankenhäuser, Arztpraxen, Pflegekräfte, weitere medizinische Leistungserbringer sowie den Patienten miteinander, und ist stetig erweiterbar. Durch eine Bereitstellung von Basisdiensten, sowie standardisierter Schnittstellen wird die wirtschaftliche Implementierung dieser telemedizinischen Dienste erleichtert. Über das CCS Telehealth Ostsachsen werden unter anderem folgende Projekte betrieben:

- Telecoaching: Nachsorge und telemedizinische Betreuung von Patienten mit Herzschwäche in deren häuslichen Umgebung

- Telestroke: Die Nachsorge von Schlaganfallpatienten durch Casemanager
- Telepathologie: Einholung von Zweitmeinungen unter Pathologen. (Kremling, 2016, S. 63ff)

5 Fazit und Ausblick

Wie in den vorherigen Kapiteln dargestellt wurde, ist der Bereich der elektronischen Expertensysteme, ein zwar nicht mehr ganz junger, jedoch so aktuell wie nie zuvor. Die technologische Verbesserung von Rechenleistung und Übertragungsraten lassen die Weiterentwicklung von XPS in unterschiedlichen Einsatzgebieten lukrativ erscheinen. Vor allem im Gesundheitswesen wird ein besonders hohes Potenzial für den sinnvollen Einsatz gesehen. Durch optimale Nutzung der zur Verfügung stehenden Systeme sowie Daten, kann die Versorgung im Gesundheitsbereich nach Ansicht der Verfasser wesentlich effizienter und effektiver gestaltet werden. Auch im internationalen Blick zeigt sich, dass elektronische Expertensysteme eine wesentliche Stütze im Alltag von Gesundheitsdienstleister sein können.

Es sind jedoch noch vor allem im Bereich der Ethik und der Datensicherheit wesentliche Fragen zu klären. Die Kernfragen dabei sollten sein: Wer ist Besitzerin bzw. Besitzer der Daten? Wie weit sollen solche Systeme die Privatsphäre des einzelnen Menschen einschränken? Weitere Fragen stellen sich auch bei der Weiterverarbeitung der Daten z.B. nach dem Ableben eines erfassten Menschen.

Die zentrale Fragestellung der verfassten Arbeit lautet: *„Werden sie (elektronische Expertensysteme) in Zukunft wesentliche Teile der Behandlungsentscheidung übernehmen und den Arzt unwichtiger machen?"*

Zusammenfassend kann die Frage nun so beantwortet werden, dass elektronische Expertensysteme aus derzeitiger Sicht zwar eine wesentliche Stütze darstellen, auch bei Entscheidungsfindungen rasche und zuverlässige Hilfe anbieten. Die Systeme sind jedoch nach Erkenntnis der Verfasser noch weit davon entfernt, eigenständig Entscheidungen zu treffen. Für gewisse Bereiche der Diagnostik, bzw. auch der Erkennung von Kreuzreaktionen von Medikationen, sind die Systeme gewiss fehlerfreier und zuverlässiger als Menschen. Auch im Einsatzgebiet der Therapie können XPS inhaltlich und ökonomisch sinnvoll eingesetzt werden. Es wird jedoch auch weiterhin medizinisches Fachpersonal brauchen. Sowohl im Bereich der Entwicklung dieser Systeme als auch in der direkten Patientinnen- und Patientenversorgung.

Literaturverzeichnis

Antón, D., Kurillo, G., Goñi, A., Illarramendi, A., & Bajcsy, R. (2017). Real-time communication for Kinect-based telerehabilitation. Future Generation Computer Systems, 75, 72-81. https://doi.org/10.1016/j.future.2017.05.006

Bogdan, B. (2018). MedRevolution. Berlin, Heidelberg: Springer Berlin Heidelberg.

Bundesgesetz betreffend Medizinprodukte (Medizinproduktegesetz – MPG) https://www.ris.bka.gv.at/GeltendeFassung.wxe?Abfrage=Bundesnormen&Gesetz esnummer=10011003 (Zugriff am 08.12.2018)

Dilsizian, S. E., & Siegel, E. L. (2014). Artificial Intelligence in Medicine and Cardiac Imaging: Harnessing Big Data and Advanced Computing to Provide Personalized Medical Diagnosis and Treatment. Current Cardiology Reports, 16(1). https://doi.org/10.1007/s11886-013-0441-8

Elsner, P., Fischer, M., Schliemann, S., & Tittelbach, J. (2018). Teledermatologie und künstliche Intelligenz: Potenziale für die Optimierung von Diagnostik, Therapie und Prävention bei Versicherten mit Berufskrankheiten der Haut. Trauma und Berufskrankheit, 20(2), 103–108. https://doi.org/10.1007/s10039-018-0362-2

Friele, M., Schmitz-Luhn, B., & Woopen, C. (2018). Medizin 4.0 - Ethik im digitalen Gesundheitswesen: AEM-Jahrestagung 2018 vom 13.-15.09.2018 in Köln. Ethik in Der Medizin, 30, 87–89. https://doi.org/10.1007/s00481-018-0480-1

Gausmann, P., Henninger, M., & Koppenberg, J. (Hrsg.). (2015). Patientensicherheitsmanagement. Berlin; Boston: De Gruyter.

Haas, P. (2005). Medizinische Informationssysteme und elektronische Krankenakten. Berlin: Springer.

Haverkamp, W., Herth, F., & Messmann, H. (2008). *Internistische Intensivmedizin: Methoden – Diagnose – Therapie.* Stuttgart: Georg Thieme Verlag

Janssen, K. (1997). Medizinische Expertensysteme und staatliche Sicherheitsregulierung: Medizininformatik als Gegenstand des Medizinprodukterechts. Berlin: Springer.

Kremling, H. (2004). Zur Entwicklung der klinischen Diagnostik. In: Würzburger medizinhistorische Mitteilungen. Band 23, S. 233–261

Lohse, AW., & Neurath, MF. (2015). Checkliste Anamnese und klinische Untersuchung. Stuttgart: Thieme Verlag.

Olivares, A., Olivares, G., Mula, F., Górriz, J. M., & Ramírez, J. (2011). Wagyromag: Wireless sensor network for monitoring and processing human body movement in healthcare applications. Journal of Systems Architecture, 57, 905–915. https://doi.org/10.1016/j.sysarc.2011.04.001

Porciuncula, F., Roto, A. V., Kumar, D., Davis, I., Roy, S., Walsh, C. J., & Awad, L. N. (2018). Wearable Movement Sensors for Rehabilitation: A Focused Review of Technological and Clinical Advances. PM\&R, 10, S220-S232. https://doi.org/10.1016/j.pmrj.2018.06.013

Puppe, F. (1996). Wissensbasierte Diagnose- und Informationssysteme: Mit Anwendungen des Expertensystem-Shell-Baukastens D3. Berlin, New York: Springer.

Riedler, K. (2016). Entwicklungen im Bereich der Telemedizin: Beispiele aus Europa. Zeitschrift Für Gesundheitspolitik, 2016, 47–74.

Schneider, F., & Weiller, C. (2018). Big Data und künstliche Intelligenz [Big data and artificial intelligence]. Der Nervenarzt, 89, 859–860. https://doi.org/10.1007/s00115-018-0567-4

Styczynski, Z. A., Rudion, K., & Naumann, A. (2017). Einführung und Grundbegriffe der Expertensysteme. In Z. A. Styczynski, K. Rudion, & A. Naumann, Einführung in Expertensysteme (S. 1–20). Berlin, Heidelberg: Springer Berlin Heidelberg. https://doi.org/10.1007/978-3-662-53172-3_1

https://www.elga.gv.at/faq/wissenswertes-zu-elga/index.html (Zugriff am 12.12. 2018) https://www.nature.com/articles/s41598-018-22437-z (Zugriff am 08.12.2018)

BEI GRIN MACHT SICH IHR WISSEN BEZAHLT

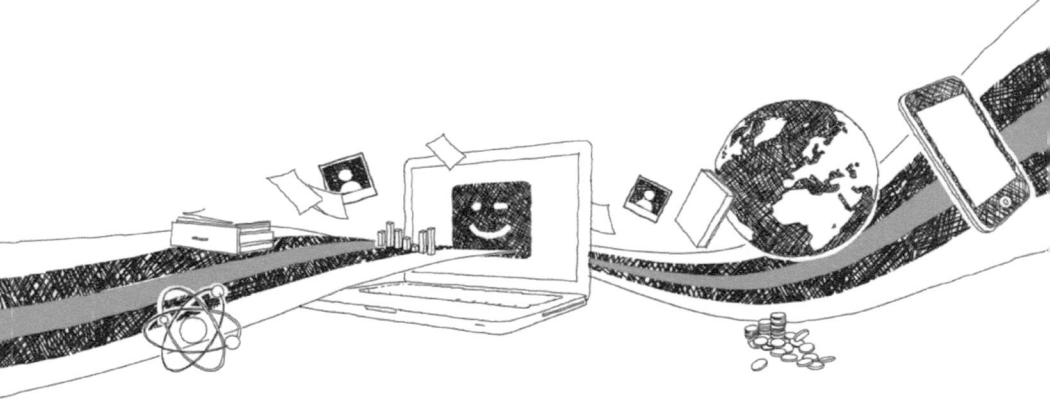

- Wir veröffentlichen Ihre Hausarbeit, Bachelor- und Masterarbeit

- Ihr eigenes eBook und Buch - weltweit in allen wichtigen Shops

- Verdienen Sie an jedem Verkauf

Jetzt bei www.GRIN.com hochladen und kostenlos publizieren